Dr Paul RAUGÉ

LA PULVÉRISATION

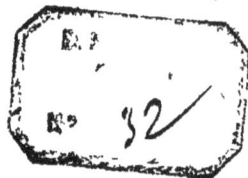

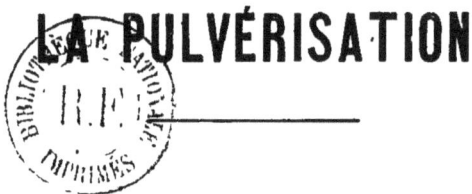

CHALLES

Près CHAMBERY (Savoie)

CHAMBÉRY
IMPRIMERIE SAVOISIENNE
5, Rue du Château, 5
—
1903

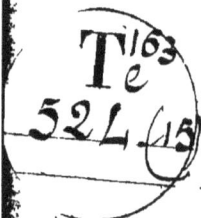

Dr Paul RAUGÉ

LA PULVÉRISATION

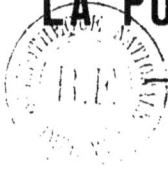

CHALLES

Près CHAMBÉRY (Savoie)

CHAMBÉRY

IMPRIMERIE SAVOISIENNE

5, Rue du Château, 5

1903

LA PULVÉRISATION

à CHALLES.

Tous les états physiques sous lesquels l'eau
naturelle ou minérale peut spontanément ou artificiellement se présenter, toutes les formes
qu'elle peut revêtir sont journellement utilisés
par la thérapeutique générale ou par la médecine
hydro-minérale : on l'emploie à l'état liquide
(bains, douches, gargarismes, irrigations des
cavités naturelles) ; on l'emploie à l'état de vapeur (bain de vapeur, fumigations, humage); on
met en liberté, pour les faire inhaler, les gaz
qu'elle tient en dissolution. On l'emploie même à
l'état solide (glace pilée, boissons glacées, appli-
cations réfrigérantes).

Mais à côté de ces aspects, qui répondent nettement aux trois états de la matière, il en est un, moins défini, qui rend cependant les plus grands services dans les médications locales, et dont l'usage est devenu courant soit dans la thérapeutique des villes d'eau, soit dans les traitements à domicile. Je veux parler de la forme particulière que donne aux liquides médicamenteux l'opération connue sous le nom de pulvérisation.

Ce n'est déjà plus un liquide qu'on fait alors agir sur les tissus, et ce n'est pas encore une vapeur : c'est une véritable buée, formée de gouttelettes minuscules et dont la finesse peut être graduée suivant le but thérapeutique à atteindre. Pour augmenter l'effet utile de l'eau sur les surfaces malades, pour la rendre plus pénétrante et multiplier les contacts, on s'est avisé de réaliser artificiellement, et par différents procédés mécaniques que nous étudierons tout à l'heure, cet état de division du liquide en particules extrêmement ténues, qui se produit spontanément dans la nature : c'est en effet sous cette forme, et non à l'état de vapeur, que l'eau se présente dans les nuages, dans les brouillards, dans les embruns marins.

Le terme de pulvérisation est le seul qui convienne à cette opération ; il est même fort bien choisi, car le liquide est proprement réduit ici à l'état pulvérulent : c'est une véritable poussière d'eau. Les Anglais lui donnent, pour cette raison, le nom d'*atomisation* et appellent *atomiser* notre pulvérisateur à liquides. Mais c'est à tort qu'on emploie quelquefois les mots de *vaporisation* ou même de *fumigation* pour désigner ce moyen thérapeutique. Il n'y a ici ni fumée, ni vapeur ; ou, si la vapeur intervient dans l'un des modes de la pulvérisation, nous verrons que sa présence est accessoire et que ce n'est pas elle qui est véritablement active ; elle n'est que le véhicule, et comme le support de l'eau pulvérisée.

Différentes formes de pulvérisation.

Il existe trois moyens principaux pour obtenir artificiellement la dissociation mécanique en gouttelettes qui fait passer un jet liquide ordinaire à l'état de jet pulvérisé :

Le premier consiste à produire, par pression directe à la surface d'une masse liquide, un jet filiforme qui vient frapper sur un appareil métallique et se divise, par le choc, en particules plus ou moins ténues, suivant l'énergie du jet et la forme de la surface de brisement.

Le second réalise la division par la rencontre

d'un jet de vapeur avec le liquide à pulvériser, au moyen de deux tubes effilés se rejoignant à angle droit. L'un de ces tubes, horizontal, projette de la vapeur sous pression, qui lui vient d'un générateur, tandis que l'autre, vertical, puise par aspiration, dans un récipient approprié, le liquide à pulvériser.

Le troisième produit la pulvérisation par le même mécanisme que le précédent, avec cette différence que le jet de vapeur est remplacé par un jet d'air comprimé. C'est l'appareil de Richardson, le classique pulvérisateur à parfums. Le courant d'air, produit par une pompe de compression, ou par une simple soufflerie, entraîne, par aspiration, à sa sortie d'un ajutage étroit, le liquide contenu dans un flacon : la collision de ce liquide et de l'air en mouvement qu'il rencontre au point de jonction des deux tubes, détermine la division de ce dernier en parcelles plus ou moins fines que le courant gazeux emporte et projette avec lui.

Ce procédé, couramment employé pour la pulvérisation de liquides très stables (éther, solutions antiseptiques), ne peut être appliqué lorsqu'il s'agit de solutions facilement altérables et capables d'être décomposées par le contact avec l'air atmosphérique. L'eau sulfureuse est dans ce cas. Agitée et comme battue au milieu du courant aérien qui la transporte et la divise, elle serait rapidement altérée et transformée dans sa composition chimique avant d'atteindre les surfaces sur lesquelles elle doit agir. C'est pourquoi on lui préfère en général, lorsqu'il s'agit d'obtenir la pulvérisation froide, les appareils à brisement où le liquide n'emprunte qu'à sa propre pression, et non à son mélange avec un courant gazeux, l'énergie mécanique qui le projette d'abord et le divise ensuite, au moment où la rencontre d'une surface rigide transforme la force de propulsion en une série de forces divergentes qui désagrègent et dissocient les molécules liquides.

Aussi n'existe-t-il à Challes que deux sortes de pulvérisation : les pulvérisations par brisement, qui sont froides, et les pulvérisations chaudes, ou pulvérisations par la vapeur.

Pulvérisation par brisement.

Ce mode de pulvérisation ne peut, nous l'avons vu, s'obtenir que par la projection directe du liquide et par sa rencontre avec un corps solide qui l'éparpille et le divise.

La propulsion du jet s'obtient au moyen d'une

pompe foulante, qui permet d'emmagasiner, à la surface du liquide, une pression de 15 à 20 atmosphères, dans un récipient sphérique à parois résistantes : ce récipient représente un véritable accumulateur de pression, tout à fait analogue au réservoir des pompes à incendie. L'élasticité de l'air assure ici la continuité et l'égalité du jet, comme le fait l'élasticité d'une paroi extensible dans les souffleries à double boule.

C'est sous cette pression considérable que le liquide, par une canalisation appropriée, est distribué aux appareils.

Placés sur des tables à écoulement, ces appareils sont en maillechort nickelé, c'est-à-dire très peu oxydables et aussi peu attaquables que possible par l'action de l'eau sulfureuse.

Ils sont munis de robinets d'arrêt et de robinets à genouillère permettant de varier en hauteur l'incidence et la direction du jet, d'adapter en un mot l'appareil à la taille du malade et à la région à atteindre.

Le bec de l'appareil est formé d'un rubis serti, percé d'un trou de 2 à 3 dixièmes de millimètre au plus. Près de ce bec, une boîte à éponge, ou mieux à ouate hydrophile, filtre l'eau de façon à empêcher les corps étrangers et les poussières d'obstruer le petit orifice.

Projeté par la pression du réservoir, un jet

filiforme, de la grosseur du trou du rubis, est lancé vivement au dehors et reçu par un appareil sur lequel il vient se réfléchir et se fragmenter en innombrables gouttelettes. C'est après cette dispersion qu'il arrive sur la surface malade, non plus à l'état de jet liquide, mais à l'état de nuage ou de buée.

La forme de ces appareils à dispersion a été variée à l'infini, et c'est là que s'est manifestée l'ingéniosité des constructeurs. Mais on peut ramener, en somme, tous les dispositifs en usage à deux formes essentielles. Les autres n'en diffèrent, au fond, que par des variantes de détail :

Tantôt le jet s'aplatit sur une surface unie où il se divise par *réflexion* et s'éclabousse, si je puis dire, par un véritable écrasement.

Tantôt il vient se fragmenter à travers les mailles d'un tissu métallique, qu'il traverse en se dispersant. Il se trouve alors dissocié non plus par *réflexion*, mais par *pénétration ;* il est proprement *tamisé* et sort, réduit en gouttelettes, par la face opposée du treillage.

1º Pulvérisation par réflexion. — La forme des surfaces réfléchissantes, leur étendue, leur direction varient suivant le but thérapeutique et surtout suivant les régions que la pulvérisation doit atteindre.

A Challes, on n'emploie guère que les deux appareils suivants. Ils ne diffèrent d'ailleurs que par la forme des surfaces de brisement.

a) Tambour. — Le premier a la forme d'un cylindre creux porté sur une tige métallique qui permet de le fixer au corps de l'appareil à projection.

L'inclinaison de cette tige, partant la position du cylindre et l'incidence du jet sur celui-ci, sont calculées de telle sorte que le jet, entrant d'un côté par la base postérieure du tambour, vient frapper sa surface interne, sous un angle de 45°, et ressort, à l'état de buée, par l'autre base du cylindre, où le malade le recueille.

Ce nuage, presque invisible, plus fin que celui du tamis, est aussi beaucoup plus pénétrant. Il est assez léger pour se soutenir, sans retomber, dans l'air, à la façon d'un véritable brouillard. Aussi, la finesse de cette buée, qui lui permet d'être inhalée comme un gaz ou une vapeur et d'imprégner les cavités profondes, fait-elle préférer la pulvérisation au tambour dans les affections des voies respiratoires. Le larynx, la trachée, les grosses bronches sont atteints par ce mode de traitement, qui participe dans une certaine mesure aux effets de l'inhalation proprement dite

b) Palette. — En principe, cet appareil ne diffère du précédent que par sa forme.

Au lieu d'être un cylindre creux, c'est un disque en métal de 2 centimètres environ de diamètre. Qu'on se figure une pièce de 50 centimes portant, en un point de sa circonférence, une tige de 10 à 15 centimètres, dont l'extrémité libre se fixe à l'appareil au moyen d'une vis d'arrêt.

La mobilité de cette attache et la flexibilité de la tige permettent d'orienter le disque et d'en varier l'inclinaison jusqu'à ce que le jet d eau sulfureuse le frappe avec une incidence telle qu'il atteigne, après sa réflexion, la surface ou la cavité malade.

La peau du visage et des mains, la conjonctive, les fosses nasales sont les régions pour lesquelles on emploie le plus souvent cette forme de pulvérisateur.

2° Pulvérisation par tamisage. — Le

mécanisme de division du jet est ici, nous l'avons vu, tout différent de ce qu'il était dans la pulvérisation par réflexion.

Au lieu de frapper obliquement une surface lisse et rigide, le jet arrive normalement contre une toile métallique montée sur un cadre circulaire et percée sur toute son étendue d'orifices nombreux et très fins. Le liquide, forcé de passer à travers les trous de ce crible, comme les grains de poussière ou de sable traversent les cavités d'un tamis, reparaît de l'autre côté fragmenté en parcelles minuscules, dont le nombre et les dimensions sont réglées par la largeur des orifices.

Il en résulte que la pulvérisation peut être faite, à volonté, plus ou moins fine et pénétrante, suivant les dimensions variables données aux mailles du treillis.

D'une façon générale, la pulvérisation au tamis est une pulvérisation plus grossière que la pulvérisation par réflexion. Au lieu du nuage impalpable que réalise cette dernière, le tamis donne un brouillard épais et assez dense, quelque chose comme une douche en pluie dont les gouttes seraient plus ténues que celles de la douche en pluie ordinaire. Ce qu'on perd ici en pénétration, on le gagne en énergie et en abondance.

On ne s'adressera donc pas à cette forme pour atteindre des régions profondes comme le larynx ou les bronches. On la réservera aux cas où l'on veut agir énergiquement sur des régions exposées ou facilement accessibles comme le nez, le pharynx ou la peau.

Pulvérisation par la vapeur.

Bien que le jet reçu par le malade contienne ici une notable quantité de vapeur d'eau, bien que cette vapeur puisse avoir en certains cas une part dans l'action thérapeutique, il faut, avant d'aller plus loin, et pour éviter toute équivoque, insister, en commençant ce chapitre, sur un fait qui le domine tout entier et que j'ai déjà signalé dans les premières pages de ce travail : la vapeur projetée par l'appareil n'exerce ici que l'action secondaire d'un véhicule par rapport à l'eau sulfureuse. Elle produit sur ce liquide un triple effet, mais un effet uniquement physique ; elle l'aspire, le projette et le divise. Mais, tout en se mêlant à lui, elle lui laisse le rôle important et ne prend à l'opération que la part discrète et docile d'un comparse purement mécanique.

Produite à distance dans une chaudière, cette vapeur est amenée aux appareils par un tuyautage qu'une enveloppe d'amiante protège contre le refroidissement extérieur. Une boule de condensation à robinet purgeur est placée à l'arrivée de la vapeur dans chaque salle de pulvérisation.

De ce conduit principal partent des branchements dont chacun aboutit à un appareil. Chaque branchement est muni d'une boule de condensation à robinet purgeur, de façon à éviter tout crachement.

Comme pour les pulvérisations froides, les appareils sont en maillechort nickelé avec un robinet d'arrêt et une articulation à genouillière qui permet d'en' varier l'inclinaison et d'atteindre la région malade sans que le patient soit obligé de prendre, pour recevoir le jet, une attitude incommode ou pénible.

Les tables sont formées de larges plaques de marbre fortement inclinées pour éviter toute stagnation et munies de fentes d'écoulement par où les liquides s'échappent dans un tuyau d'évacuation sans qu'ils puissent, en aucun cas, couler sur les genoux ou les pieds du malade.

Outre la plaque horizontale qui supporte tout l'appareil et sur laquelle le patient est accoudé, chaque table de pulvérisation présente des parois verticales, en arrière et sur les côtés, si bien que le malade est enfermé dans un véritable box et peut pratiquer librement, à l'abri des regards indiscrets, une opération dont les détails offensent toujours, à tort ou à raison, les coquetteries féminines.

Il existe, d'ailleurs, une salle distincte pour chaque sexe, l'une de 12, l'autre de 16 appareils.

La pulvérisation dans ces salles communes ne peut naturellement s'appliquer qu'aux régions découvertes ou découvrables (face, mains, gorge, nez). Il en est d'autres qui réclament le huis-clos et pour lesquelles on a créé un certain nombre « de cabinets particuliers. » Chaque malade y est absolument chez lui.

Dans ces cabines, plus vastes que les cabines de bain ordinaires et entièrement tapissées d'un revêtement de faïence, on a installé l'année dernière des appareils d'une disposition toute nouvelle :

Ce sont des pulvérisateurs mobiles, d'un calibre plus gros que ceux des salles communes, et qui peuvent, à volonté, être tenus à la main ou fixés sur une tige verticale.

S'agit-il d'appliquer le traitement à des surfaces étendues, un aide prend l'appareil en main et promène successivement le jet sur toutes les parties malades, suivant la topographie des lésions et les prescriptions médicales.

Suffit-il, au contraire, d'agir sur une région limitée, mais d'une façon prolongée, le pulvérisateur est fixé sur le montant vertical placé à une des extrémités de la cabine. Et comme l'appareil peut s'attacher, sur ce montant, à toute hauteur désirable, depuis le sol jusqu'à deux mètres et plus, il n'est aucune partie du corps que la pulvérisation ne puisse atteindre.

Outre le pulvérisateur, ces cabines sont pour-vues d'une baignoire, ce qui permet, en cas de besoin, sans avoir à changer de local ni à se dé-vêtir deux fois, de préparer ou de compléter par le bain l'effet de la pulvérisation.

Mécanisme des pulvérisations par la vapeur. — La disposition générale des appa-reils est celle que tout le monde connaît. Ils sont formés de deux tubes en verre montés à angle droit et dont les orifices amincis se ren-contrent, si je puis dire, bec à bec, l'ouverture de l'un se dirigeant en haut et l'autre horizonta-lement.

A travers le tube horizontal, la vapeur amenée de la chaudière est lancée sous une pression qui ne dépasse pas deux à trois atmosphères.

Cette vapeur, ainsi projetée, fait aspiration dans le tube vertical, relié par un tuyau flexible à un récipient contenant l'eau minérale.

Cette eau froide, ainsi aspirée, se mêle à la vapeur, en quantité plus ou moins considérable suivant les dimensions relatives que présentent les sections des deux tubes de verre à leur ori-fice, et peut-être aussi suivant la hauteur à la-quelle le récipient d'eau minérale est fixé sur une colonne verticale graduée à cet effet.

On reconnaît là la description de l'injecteur

qui sert à l'alimentation des chaudières de machine à vapeur. Nos pulvérisateurs ne sont que
de simples *Giffard,* avec cette seule différence
qu'au lieu d'envoyer de l'eau dans une chaudière
de machine, ils l'envoient dans un pharynx ou
dans un nez.

Si nous comparons maintenant la pulvérisation par la vapeur et la pulvérisation par brisement, nous pouvons résumer leurs caractéristi-
ques en disant que la première est diluée et
chaude, la seconde concentrée et froide. Cette
double formule joue, nous allons le voir, un rôle
important dans l'appréciation des effets thérapeutiques et pour l'établissement des indications
relatives à chaque cas particulier.

Effets de la pulvérisation.

1° Effets mécaniques. — Cette action est
en tout comparable à celle que produit, en grand,
l'hydrothérapie générale. C'est, en diminutif,
l'effet d'une douche locale sur la peau ou sur les
muqueuses ; et il devra toujours être tenu
compte de cet élément dans la direction du traitement :

Veut-on pousser au plus haut point cette sti-

mulation locale par le choc des particules liquides, on prescrira la douche de vapeur si la
pulvérisation chaude est indiquée. Si c'est la pulvérisation froide, on conseillera le tamis plutôt
que le tambour ou la palette, et on engagera le
malade à se rapprocher de l'appareil.

Veut-on éviter, au contraire, l'excitation produite par ce choc sur des tissus plus ou moins
irritables, on fera placer le sujet à une distance
suffisante pour recevoir non pas le jet lui-même,
mais le simple contact de la buée.

2° Effets thermiques. — Les deux formes
de pulvérisation permettent de réaliser, en sens
opposé, ce mode d'action thérapeutique :

Si la pulvérisation par la vapeur ajoute à ses
autres effets celui de la chaleur humide, la pulvérisation par brisement permet, inversement,
d'obtenir un refroidissement plus ou moins com-
plet, soit par le simple fait du contact de l'eau
froide, soit par l'abaissement de température que
produit l'évaporation rapide de l'eau pulvérisée
sur les surfaces où elle est répandue.

Là encore, il est très facile de graduer cet élément thérapeutique et de permettre au malade de
recevoir à volonté une pulvérisation plus ou
moins chaude.

Si l'on promène, en effet, un thermomètre dans

les différentes régions du jet d'un pulvérisateur à vapeur, on constate que la température s'abaisse très rapidement à mesure que l'on s'éloigne du bec de l'appareil.

J'ai fait, pour préciser cette question pratique, une série d'expériences très simples, qui peuvent fournir sur ce point quelques indications utiles :

Les chiffres que je vais donner n'ont certainement rien d'absolu, car j'ai pu m'assurer que les indications du thermomètre varient dans une certaine mesure suivant la forme et la puissance du pulvérisateur employé pour les observations. Pourtant les résultats sont assez concordants pour me permettre d'indiquer comme une moyenne, et quel que soit l'appareil employé, les données numériques suivantes :

Au-delà de 25 centimètres, le thermomètre n'accuse aucune élévation sensible de température ; plongé dans la buée du pulvérisateur, il n'indique, à cette distance, aucune différence appréciable avec la température ambiante.

A 20 centimètres, il marque environ 25°.

A 15 centimètres, 30°.

A 10 centimètres, 35°.

A 5 centimètres, 45°.

Enfin, à 2 centimètres, il s'élève à 50 ou 55° : il ne m'a pas été possible d'obtenir une température plus élevée, même en plaçant la boule du thermomètre contre le bec de l'appareil.

Il est donc de règle absolue de ne jamais prescrire une pulvérisation chaude sans préciser, en même temps, dans quelle région du jet on doit exposer la partie malade. En tenant compte des indications précédentes et en faisant, suivant les cas, usage du pulvérisateur à vapeur ou des appareils à brisement, on peut voir qu'il sera facile de disposer d'une gamme de températures variant de 50 ou 55° jusqu'à la température de l'air ambiant et même au-dessous de cette dernière, si l'on tient compte du refroidissement produit par l'évaporation dans les deux formes de pulvérisateurs.

3° Effets chimiques. — Je ne puis évidemment songer à traiter ici dans son ensemble la question de l'action chimique du soufre sur la peau et sur les muqueuses. Je dois me borner à rechercher comment ce médicament agit dans le cas particulier où il se présente sous forme de pulvérisation, comment ses effets thérapeutiques sont modifiés, amplifiés et poussés à leur maximum par ce mode d'application. Or, il est bien prouvé, par une longue expérience, que la forme pulvérisation représente pour les eaux sulfureuses, et pour l'eau de Challes en particulier, qui est une des plus énergiques et des plus stables, le mode d'emploi le plus efficace, le plus sûr et le plus parfait.

Présentée sous une forme physique qui la rend, pour les muqueuses ou pour la peau, aussi pénétrante qu'un gaz et aussi souple qu'une vapeur, tout en lui conservant l'intégrité de sa composition chimique, l'eau minérale réalise en ce cas des effets que ne sauraient produire ni le bain, ni le gargarisme, ni l'inhalation, ni la douche. Aucun mode d'application ne permet d'imprégner aussi profondément les tissus, de les saturer, si je puis dire, de l'agent médicamenteux, de le porter plus sûrement au sein des cavités profondes et d'établir d'une façon plus parfaite son contact avec les surfaces malades.

4° Effets électriques. — Bien qu'il s'agisse là d'une question toute nouvelle, puisqu'elle ne date que de quelques mois, et qui demande encore à être sérieusement contrôlée par l'expérience et la clinique, je dois en dire quelques mots. Elle le mérite par son originalité.

Au Congrès d'Hydrologie de Grenoble (1902), M. Labatut, à la suite d'expériences faites à la clinique du Dr Piaget, a annoncé que la pulvérisation des liquides sous pression s'accompagne d'une faible production d'électricité. Le courant qu'il a pu mettre en évidence, soit par un galvanomètre très sensible (galvanomètre de Deprez-d'Arsonval), soit par l'électromètre à cadran de Mascart, n'a pas assurément beaucoup d'intensité ; il est de l'ordre du dix-milli-ampère et répond à une différence de potentiel qui ne dépasse pas 3 à 4 volts.

Cependant M. Labatut, avec la foi très méritoire que les physiciens apportent dans les questions cliniques, croit fermement à l'influence médicatrice de cette électrisation à faible dose dont l'allure, il faut le reconnaître, semble un peu homéopathique.

Malgré son peu d'intensité, malgré sa faible tension, ce courant, en traversant le corps du sujet pour aller de l'ajutage au sol, aurait une réelle importance dans les effets thérapeutiques de la pulvérisation. L'ionisation qui en résulte expliquerait, pour M. Labatut, la différence d'action que l'on observe, par exemple, entre une douche et un simple bain, entre une pulvérisation et un vulgaire gargarisme.

Ce sont là des idées très modernes et que l'expérience jugera. Je les signale comme une nouveauté curieuse et les cite par politesse ; mais j'en laisse provisoirement toute la responsabilité à leur auteur.

Pratique et indications de la pulvérisation.

Il n'est guère d'opération qui soit, à première vue, aussi inoffensive, et pour laquelle la fantaisie des malades semble pouvoir se donner plus libre carrière.

Plus simple que l'irrigation nasale, plus facile à exécuter, elle ne demande ni entraînement ni étude, on la réussit du premier coup, on la supporte sans répugnance, et n'ayant qu'à s'asseoir devant un appareil et à ouvrir la bouche pour recevoir un peu de vapeur ou de liquide, le patient la considère comme un traitement sans importance, dont il peut en toute occasion user et abuser à sa guise.

Cette facilité même est un écueil. Elle entraîne souvent des abus. Si bien que ce moyen thérapeutique, un des meilleurs et des plus innocents quand on l'emploie comme il faut et quand il faut, devient en bien des cas plus nuisible qu'utile. Ainsi s'expliquent les méfaits dont on l'a injustement chargé et les insuccès qu'on observe à la suite de pulvérisations mal ou inopportunément pratiquées.

Si l'on y regarde de près, on s'aperçoit facilement que tous ces résultats incomplets ou fâcheux ne sont pas le fait de la méthode, mais de la façon défectueuse dont elle a été appliquée :

Tantôt la pulvérisation a été pratiquée à contre-temps : elle a échoué ou elle a nui parce qu'elle n'était pas indiquée, et que le malade qui l'a faite, ou le médecin qui l'a prescrite, auraient dû s'en dispenser tout à fait.

Tantôt le mauvais résultat est dû à ce que le traitement, encore qu'opportun et nécessaire, a été imparfaitement dirigé. L'erreur, en ce cas, n'a pas consisté à faire des pulvérisations quand il eût fallu faire autre chose, mais à ne pas avoir choisi la pulvérisation qu'il fallait. Essayez de donner des pulvérisations froides à un malade atteint d'asthme ou de rhume des foins ; prescrivez des pulvérisations chaudes à un tuberculeux ou à un arthritique congestif ; et vous verrez des résultats qu'il ne serait vraiment pas juste de mettre au passif de la méthode.

D'autres fois, ce n'est pas une erreur aussi grosse qui a motivé l'insuccès, mais une faute de détail, une négligence d'apparence insignifiante dans l'application du traitement. Ainsi, on ne s'est pas entendu sur l'exacte durée de l'opéra·tion, et le malade, dans son zèle, passe, en face du pulvérisateur, tous les loisirs dont il ne sait que faire : la pulvérisation est la grande distraction des villes d'eaux. Prescrivez en quinze mi·nutes : vous pouvez être à peu près sûr qu'on en fera trente, avec la conviction bien excusable d'en retirer double profit. Un malade qui a du temps à perdre n'est pas obligé de savoir que la thérapeutique est une question de mesure.

Il en est d'autres qui, eux aussi, trop désireux de bien faire et insuffisamment renseignés sur le manuel opératoire, approchent de l'appareil, jusqu'à l'exposer à une véritable brûlure, une région eczémateuse qui ne devrait supporter que de loin le contact de la buée affaiblie et refroidie par la distance.

Vous en verrez, par zèle encore, et pour ne rien perdre du liquide bienfaisant, se mettre littéralement dans la bouche le bec du pulvérisateur et recevoir à bout portant, avec une conviction plus louable que sage, un jet brutal et brûlant, qui d'ailleurs se perd le plus souvent sur le palais ou sur la langue, sans aucun profit pour le pharynx.

Vous en verrez d'autres enfin, croyant sincèrement qu'ils font une pulvérisation nasale, s'asseoir la tête basse devant un pulvérisateur à bec horizontal, qui ne mouille que leur moustache et leur menton, alors que, pour faire une opération profitable au lieu de ce simulacre stérile, il eût suffi de savoir que le bec de l'appareil doit être en ce cas un bec oblique, et que la tête du malade doit être un peu renversée en arrière, pour ren-

dre à peu près parallèles l'axe des fosses nasales
et celui du pulvérisateur.

En somme, et dussè-je paraître revenir avec
trop d'insistance sur des choses qui semblent
a priori très évidentes, je ne puis que répéter ici
ce que j'ai dit bien des fois à propos de l'irrigation nasale :

La pulvérisation sulfureuse est un moyen thérapeutique excellent et une opération débonnaire.
Mais, comme tous les traitements énergiques,
c'est une arme à double tranchant qu'il faut ap-
prendre à manier. Aussi le malade avisé ne doit-
il en user qu'avec méthode et le médecin ne la
prescrire qu'après un examen attentif.

Cet examen lui permettra tout d'abord de
résoudre cetté question préalable et capitale :
La pulvérisation, dans un cas donné, est-elle indiquée et nécessaire ?

Si oui, quelle est la variété qui répond au cas
en question ? froide ou chaude ? pure ou miti-
gée ? fine ou grosse ? énergique ou faible ?
Quelle est la forme d'appareil qui peut le mieux
en assurer la tolérance, la pénétration et les bons
effets ?

Et, surtout, qu'on n'oublie jamais les soi-
disant petits détails d'où dépendent le plus souvent l'échec ou le succès du traitement. Que les
indications les plus minutieuses soient données

avec clarté et autant que possible formulées par
écrit : durée, distance, position du malade, néces-
sité de maintenir la langue abaissée et de présenter successivement à l'appareil tous les points de
la région malade. Il y a quelquefois avantage à
fractionner l'opération au lieu de la subir tout
d'une haleine : les malades sont munis, dans ce
but, d'une sorte d'écran de bois qui leur permet,
en cas de fatigue, de s'isoler de l'appareil et de
se reposer quelques secondes. Cette méthode dis-
continue rend parfois la pulvérisation plus efficace et, en tout cas, plus agréable.

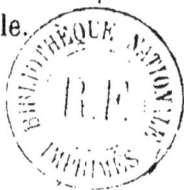

CHAMBÉRY — IMPRIMERIE SAVOISIENNE

5, rue du Château, 5

238

www.ingramcontent.com/pod-product-compliance
Lightning Source LLC
Chambersburg PA
CBHW070717210326
41520CB00016B/4375